Mohanned Alkumait

Rola glutationu w niepłodności męskiej

Mohanned Alkumait

Rola glutationu w niepłodności męskiej

Wydawnictwo Bezkresy Wiedzy

Cover image: www.ingimage.com

Publisher:
Wydawnictwo Bezkresy Wiedzy
is a trademark of
International Book Market Service Ltd., member of OmniScriptum Publishing Group
17 Meldrum Street, Beau Bassin 71504, Mauritius

Printed at: see last page
ISBN: 978-620-2-44710-2

Drogi czytelniku,

książka, którą posiadasz, została pierwotnie wydana pod tytułem "The role of glutathione in male infertility", ISBN 978-620-2-30126-8.

Jego publikacja w języku polskim jest możliwa dzięki zastosowaniu najbardziej zaawansowanej sztucznej inteligencji dla języków.

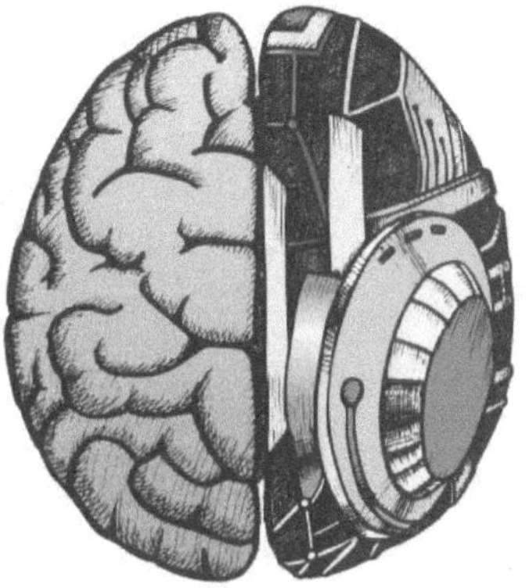

Technologia ta, uhonorowana pierwszą w historii Honorową Nagrodą Sztucznej Inteligencji w Berlinie we wrześniu 2019 r., naśladuje sposób działania ludzkiego mózgu, dzięki czemu jest w stanie uchwycić i przetłumaczyć nawet najmniejsze niuanse w bezprecedensowy sposób.

Mamy nadzieję, że znajdą Państwo wiele satysfakcji z tej książki i uprzejmie prosimy o uwzględnienie wszelkich rozbieżności językowych, które mogłyby wyniknąć z tego procesu.

Miłego czytania!

Wydawnictwo Bezkresy Wiedzy

ROLA GLUTATIONU W NIEPŁODNOŚCI MĘSKIEJ

Mohanned Hussam Mohammed Saeed Alkumait

Wykładowca Urologii

Tikrit College of Medicine

Rola glutationu (GSH) w niepłodności męskiej

Streszczenie

Informacje referencyjne

Męska niepłodność okazuje się być psychicznym cierpieniem dla małżeństw. W licznych badaniach naukowych podjęto próbę określenia przyczyn niepłodności męskiej w celu opracowania metod terapeutycznych pozwalających na skuteczną poprawę różnych parametrów nasienia. Prezentowana interwencja jest podejściem ilościowym, które kategorycznie ocenia przewagę terapeutyczną podania doustnego GSH (glutationu) na różne parametry nasienia, w tym stężenie plemników, morfologię i ruchliwość u niepłodnych mężczyzn. Hipoteza badawcza zakłada dodatnią/liniową korelację wybranych parametrów plemników z podawanym doustnie glutationem.

Materiały i metody

Prospektywne badanie kontrolowane placebo przeprowadzono poprzez losową selekcję 101 niepłodnych dorosłych samców w okresie od stycznia 2017 do marca 2018 roku. U wybranych osób nie występowały żadne przewlekłe choroby układu rozrodczego i wykazywały prawidłowy czynnik żeński. Terapię doustną GSH stosowano w okresie od 0 do 6 miesięcy, 51 pacjentów otrzymało GSH, a 50 pacjentów otrzymało placebo w postaci saszetek glukozowych. W okresie 0,3 i 6 miesięcy pobrano próbki krwi i nasienia do analiz dla grup leczonych i placebo.

Wyniki

Wyniki uzyskane w odstępach 0 tygodni, 3 miesięcy i 6 miesięcy wykazały istotną wartość p (od 0,01 do 0,03) dla ruchliwości plemników, morfologii i stężenia. W tygodniu 0 nie stwierdzono istotności statystycznej wyników, a w ciągu 3 miesięcy wartość GSH wynosiła 4,55 mg/dl dla grupy leczonej GSH w porównaniu z 1,55 mg/dl dla grupy placebo, co było istotne statystycznie.

Wyniki

Wyniki badania wykazały silną pozytywną zależność pomiędzy doustną terapią glutationem a wybranymi parametrami plemników.

Kluczowe terminy: GSH w jamie ustnej, niepłodność męska, glutation, stężenie spermy, morfologia spermy, ruchliwość spermy

Wprowadzenie

Niepłodność mężczyzn jest związana z urazami psychicznymi par małżeńskich i stanowi poważne zagrożenie dla ich zdrowia psychicznego i samopoczucia w znacznym stopniu. Stres oksydacyjny jest jedną z głównych przyczyn męskiej niepłodności i znacząco wpływa na równowagę pomiędzy ochronnymi przeciwutleniaczami a ROS (reaktywnymi formami tlenu). Stres oksydacyjny nie tylko wpływa na męski okres rozrodczy, ale także na funkcje komórek i proces starzenia się. Kilka przeciwutleniaczy antagonizuje niekorzystny wpływ reaktywnych form tlenu, ułatwiając jednocześnie procesy naprawy komórkowej. Te przeciwutleniacze wykazują działanie zmiatające wolne rodniki i znacznie minimalizują ich nieprawidłowy poziom w męskim organizmie. Glutation (GSH) skutecznie antagonizuje poziom reaktywnych form tlenu, jednocześnie skutecznie indukując antyoksydacyjne mechanizmy obronne organizmu ludzkiego (Adeoye i in. 2018).

Właściwości przeciwutleniające GSH pomagają w kontrolowaniu poziomu wolnych rodników w kontekście stabilizowania mikrośrodowiska reprodukcyjnego. Uważa się, że glutation w ten sposób poprawia zdolności reprodukcyjne dorosłych samców. Wyniki badań (Yao & Mills 2016) ujawniają wewnątrzkomórkowe działanie antyoksydacyjne GSH, które skutecznie poprawia morfologię i ruchliwość plemników u dorosłych mężczyzn. Przeciwutleniające geny, w tym GST (glutation S-transferaza) i GPX (peroksydaza glutationowa), odgrywają kluczową rolę w normalizacji funkcji plemników i spermatogenezy u mężczyzn (Yu i Huang 2015). Jednakże zakłócenie tych genów znacznie zwiększa ryzyko niepłodności, oligozosterowności, oligoastenoteratozoospermii i obniżonej jakości plemników.

Niekorzystny wpływ funkcjonalnych polimorfizmów i reaktywnych form tlenu na GST i GPX prowadzi do ustalenia wzorca niepłodności u dotkniętych nim samców. Jednak wpływ terapii glutationowej na funkcjonalność genów GST i GPX nie jest jeszcze dobrze zbadany przez środowisko naukowe. Glutation znacznie poprawia funkcjonowanie mitochondrialnego DNA i okazuje się być współczynnikiem wielu witamin i enzymów. Ocena biochemicznych szlaków metabolizmu glutationu wykracza jednak poza zakres przedstawionych badań, które skutecznie badają wpływ doustnej terapii glutationem na motorykę, morfologię i stężenie plemników u dorosłych mężczyzn (Pizzorno 2014). Badania przeprowadzone przez (Ahmadi, Bashiri, Ghadiri-Anari, i Nadjarzadeh, 2016) wskazują na potrzebę analizy nasienia w kontekście oceny ruchliwości, morfologii i koncentracji plemników ludzkich. Zmniejszenie pojemności nasienia przeciwutleniającego znacznie zwiększa ryzyko wystąpienia nieprawidłowości plemników, w tym oligoastenoteratozoospermii, teratozoospermii (tj. zniekształconej morfologii plemników), astenospermii (tj. zmniejszonej ruchliwości plemników) i oligozoospermii (tj. zmniejszonego stężenia plemników) (Ahmadi i in. 2016). Ponieważ glutation jest jednym z kilku przeciwutleniaczy w ludzkiej surowicy, uważa się, że jego podwyższone stężenie poprawia fizjologię i stężenie plemników u dorosłych mężczyzn.

Badanie przeprowadzone przez (Majzoub & Agarwal 2017) ujawnia potencjał glutationu do skutecznej ochrony ludzkich plemników przed niekorzystnym wpływem peroksydacji lipidów. To ochronne działanie glutationu w znacznym stopniu poprawia ruchliwość i żywotność plemników. Reduktaza glutationowa rozszerza działanie ochronne na właściwości błony plemnikowej i częstotliwość uderzenia ogonem. Niektóre badania ujawniają słabe wchłanianie GSH w całym przewodzie pokarmowym, które ma wzajemny wpływ na jego biodostępność i wyniki terapeutyczne (Majzoub i Agarwal 2017). Interwencja badawcza przeprowadzona przez (Lombardo i in. 2011) ujawnia ograniczone dowody dotyczące korzystnych wyników terapii antyoksydacyjnych u mężczyzn dotkniętych niepłodnością. Ocena in vitro ujawnia potencjał GSH w zakresie zabezpieczenia utraty DNA na podstawie ROS u dorosłych mężczyzn. Podobnie badanie przedkliniczne przeprowadzone przez (Tuncer i in. 2010) ujawniło ograniczone uszkodzenia plemników DNA pod wpływem podawania GSH. Wyniki badań (Majzoub i Agarwal 2018) wyraźnie opisują korzystne efekty działania kilku przeciwutleniaczy na wzór płodności mężczyzn. Jednakże badania prospektywne wymagają przeprowadzenia na szerszą skalę w kontekście określenia optymalnej terapii antyoksydacyjnej w celu ułatwienia bezpiecznego i skutecznego leczenia męskiej płodności w klinikach i warunkach szpitalnych. Rzeczywiście, wyniki oparte na dowodach naukowych ujawniają luki badawcze w odniesieniu do terapii glutationem i poprawy cech nasienia u dorosłych mężczyzn. W związku z tym przedstawione opracowanie opiera się na następującym celu i hipotezie.

Cel/Celem: W prezentowanym prospektywnym randomizowanym badaniu kontrolowanym placebo oceniono skuteczność terapii glutationem w podnoszeniu ogólnej funkcjonalności nasienia i liczby plemników. W badaniu ilościowym zbadano potencjał glutationu podawanego doustnie w zakresie poprawy ruchliwości plemników, koncentracji i morfologii u dorosłych mężczyzn.

Hipoteza: Doustnie podawany glutation jest skuteczną terapią zwiększającą koncentrację plemników, morfologię i ruchliwość u żonatych niepłodnych mężczyzn.

Literatura kontekstowa

Zwiększona ilość białych krwinek (tj. leukocytów) i niedojrzałych plemników znacznie zwiększa stężenie reaktywnych form tlenu. Zapalenie, infekcja, żylaki i przedłużająca się abstynencja seksualna obejmują niektóre z istotnych przyczyn, które znacznie podnoszą liczbę leukocytów w plemnikach (Walczak-Jedrzejowska, Wolski i Słowikowska-Hilczer 2013). Glutation jest nieenzymatycznym antyoksydantem, który wykazuje ochronne działanie na nasienie wraz z innymi antyoksydantami, takimi jak miedź, selen, cynk, karnityna, koenzym Q10, kwas pantotenowy i kompleks witamin B, C, E i A. Podwyższone działanie antyoksydacyjne prowadzi do zmniejszenia przeżywalności plemników u dotkniętych mężczyzn. Badania ujawniają glutation jako tiol wewnątrzkomórkowy o podwyższonej obfitości. Glutation podczas stresu oksydacyjnego uwalnia swoje zrekonstruowane grupy tiolowe w kontekście wykazania jego antyoksydacyjnego działania (Walczak-Jedrzejowska i in., 2013). Glutation zapobiega utlenianiu lipidów w błonach komórkowych, jednocześnie minimalizując konfigurację wolnego tlenu.

Zmniejszenie ilości glutationu w komórkach męskich destabilizuje środkową okolicę plemników, co prowadzi do rozwoju zaburzeń motoryki plemników (Walczak-Jedrzejowska i in., 2013). Badania wykazały trwałą modyfikację parametrów plemników po zastosowaniu terapii glutationem u niepłodnych dorosłych mężczyzn dotkniętych zapaleniem układu moczowo-płciowego lub żylakami jednostronnymi. N-acetylocysteina jest prekursorem glutationu, który zwiększa ruchliwość plemników i zmniejsza stopień degradacji DNA plemników. Jednoczesne podanie kwasu pantotenowego z glutationem skutecznie poprawia stres oksydacyjny plemników (Walczak-Jedrzejowska i in., 2013). Istnieją znaczne luki badawcze dotyczące wpływu terapii antyoksydacyjnej na jakość plemników u niepłodnych dorosłych mężczyzn. Niewiele badań wskazuje na zwiększenie stężenia plemników w jamie ustnej w oparciu o glutation (Walczak-Jedrzejowska i in., 2013). Badania ujawniają jednak potencjał doustnych antyoksydantów w zakresie poprawy integralności DNA, który znacznie pomaga w poprawie wyników wspomaganego rozrodu.

Ograniczone interwencje badawcze wykorzystywały uszkodzenia oksydacyjne DNA, poziom witamin w nasieniu i stres oksydacyjny nasienia jako kryteria selekcji do oceny wpływu doustnej terapii antyoksydacyjnej na jakość DNA plemników. Niektóre badania naukowe ujawniają potencjał doustnej suplementacji antyoksydacyjnej na podstawie wyników różnych interwencji w zakresie wspomaganego rozrodu (Walczak-Jedrzejowska i in., 2013). Świadczy to o tym, że podawanie doustnej terapii przeciwutleniającej u mężczyzn niepłodnych prowadzi do statystycznie istotnej poprawy ciąży i wskaźnika urodzeń u par, które otrzymują kolejne cykle wspomaganego rozrodu. Środowisko naukowe nie jest jeszcze w stanie określić dawki antyoksydacyjnej, aby skutecznie leczyć niepłodność u dorosłych mężczyzn. Badania prospektywne należy organizować w kontekście określania dawki antyoksydacyjnej opartej na stresie oksydacyjnym oraz mechanizmu działania w celu skutecznego dostosowania terapii niepłodności u dorosłych mężczyzn (Walczak-Jedrzejowska i in., 2013).

Podwyższone stężenie glutationu znajduje się w ludzkich spermatynach i spermatocytach. Glutation nie tylko usuwa wolne rodniki, ale także okazuje się być koenzymem dla peroksydazy glutationowej (Wagner, Cheng & Ko 2018). Glutation skutecznie współdziała z peroksydazą glutationową, usuwając wolne rodniki z plemników (Meseguer i in. 2007). Ocena dokonana przez Zini i Al-Hathal (2011) ujawnia poprawę ruchliwości plemników po jednoczesnym podaniu glutationu, katalazy i witaminy E. Jednak badania naukowe ujawniają również nieskuteczność katalazy i glutationu w zakresie ochrony plemników ludzkich przed utratą ruchliwości podczas fazy rozwojowej plemników ludzkich. Urazy oksydacyjne podczas obróbki nasienia zwiększają ryzyko pogorszenia jakości plemników. Mechanizm Glutationu w minimalizowaniu uszkodzeń plemników nie jest dokładnie wyjaśniony w literaturze opartej na dowodach (Zini i Al-Hathal 2011).

Ocena przeprowadzona przez Adewoyin i wsp. (2017) wskazuje na wysokie ryzyko peroksydacji lipidowej błon plemników pod wpływem osadzania się w nich nienasyconych kwasów tłuszczowych. W badaniu podkreślono również rolę ROS i wolnych rodników w cyklu rozrodczym człowieka. Jednakże różne czynniki wewnętrzne i zewnętrzne negatywnie indukują te wolne rodniki i reaktywne formy tlenu w sposób podnoszący ogólny stres oksydacyjny układu odpornościowego człowieka. Droga enzymu antyoksydacyjnego osocza nasiennego wykazuje zdolność do antagonizowania tego stresu oksydacyjnego w celu utrzymania integralności i funkcjonalności plemników (Adewoyin i in. 2017). Systematyczna ocena tego stresu oksydacyjnego jest zasadniczo wymagana w kontekście leczenia niepłodności męskiej poprzez odpowiednie działania terapeutyczne. Badacze muszą określić zależność między stresem oksydacyjnym a zapotrzebowaniem na dawkę GSH w kontekście usprawniającej terapii niepłodności dla populacji męskiej. Dostosowanie dawki GSH musi być przeprowadzone w taki sposób, aby przywrócić równowagę między wydajnością ROS a aktywnością wolnych rodników (Adewoyin i in. 2017). Badanie Moslemiego i Tavanbakhsha (2011) potwierdza potencjał selenoprotein kapsularnych plemników w utrzymaniu integralności błony plemnikowej. Podwyższone stężenie ROS pod wpływem stresu oksydacyjnego zmniejsza żywotność membrany plemników. Badacze muszą określić wpływ terapii GSH na strukturę i funkcję selenoprotein kapsułkowych plemników błony śluzowej plemników.

Doustna terapia przeciwutleniająca w przypadku asthenoteratozoospermii dowodzi konieczności jednoczesnego podawania wielu przeciwutleniaczy (np. witaminy E i selenu) w kontekście poprawy wzorca płodności leczonych pacjentów (Moslemi & Tavanbakhsh 2011).

W literaturze naukowej nie ustalono jednak łącznej terapii MSH z innymi przeciwutleniaczami w leczeniu niepłodności męskiej. Ocena przeprowadzona przez (Tirumala Vani i in. 2010) ujawnia wzajemną zależność między idiopatyczną płodnością mężczyzn a polimorfizmem genu GSTM1 (glutation S-transferaza Mu-1). Jednak badania prospektywne wymagają wykonania w kontekście oceny deterministycznej zależności pomiędzy GSTM1 a GSH w terapii doustnej. Dokładne zrozumienie i ocena szlaków GSH oraz ich skuteczności w zwalczaniu niepłodności są istotnie niezbędne do skonfigurowania skutecznej terapii doustnej GSH dla populacji docelowej.

Literatura oparta na dowodach wskazuje na wzajemną zależność między morfologią plemników a aktywnością peroksydazy glutationowej (Garrido i in. 2004). Aktywność peroksydazy glutationowej, jeśli po niej następuje zmniejszenie normalnego odsetka plemników u niepłodnych mężczyzn. Poważne pogorszenie morfologii plemników znacznie pogarsza wewnątrzkomórkowe stężenie GSH. Wynik ten ujawnia szkodliwy wpływ redukcji GSH na ogólną koncentrację, ruchliwość i morfologię plemników u ludzi. Wyniki badań Zhang et al. (2016) ujawniają pozytywny wpływ GSH na całkowity okres przeżycia, całkowitą zdolność antyoksydacyjną, integralność błony plazmowej i ruchliwość plemników. Przeciwnie, GSH znacznie pogarsza stężenie nadtlenku wodoru w spermie (Zhang i in. 2016). Glutation jest uważany za enzymatyczny fizjologiczny przeciwutleniacz, który potencjalnie zwiększa integralność DNA i jakość ludzkiego nasienia. Różne badania wykazują, że glutation jest bogaty w wątrobę i ma endogenne właściwości antyoksydacyjne (d-Plessis, Agarwal & Sabanegh-Jr 2014, s. 69).

Synteza glutationu w organizmie człowieka zachodzi poprzez glicynę, kwas glutaminowy i cysteinę, które odgrywają kluczową rolę w ułatwianiu aktywnych funkcji egzogennych przeciwutleniaczy, w tym witamin E i C. Literatura kliniczna oparta na dowodach naukowych wskazuje również na rolę glutationu w detoksykacji szeregu obcych związków i substancji rakotwórczych. Suplementacja glutationem nie tylko poprawia ruchliwość plemników niepłodnych mężczyzn, ale także morfologię plemników u pacjentów z żylakami. Kilka badań dotyczy ograniczonej produkcji GSH z drastyczną redukcją morfologii i ruchliwości plemników. GSH jako przeciwutleniacz odgrywa ważną rolę w redukcji stresu oksydacyjnego w organizmie człowieka. Badania te nie przyniosły jednak rozstrzygających wniosków dotyczących niedostatecznej produkcji GSH i podwyższonego wskaźnika stresu oksydacyjnego u ludzi. Przeciwnie, kilka badań opowiada się za podawaniem GSH w plemnikach ART w kontekście poprawy zakresu męskiej płodności i ogólnej żywotności plemników. Kilka badań klinicznych ujawniło skuteczność domięśniowo podawanego GSH w minimalizowaniu uszkodzeń plemnikowego DNA u niepłodnych mężczyzn.

PHGPx (Selenoprotein phospholipid hydroperoxide glutathione peroxidase) szeroko wyraża się w jądrach (wewnątrz plemników) i przedstawia zawartość selenu (Foresta i in. 2002). PHGPx staje się częścią dojrzałego plemnika w postaci białka, które w stanie inaktywowanym oksydacyjnie nabywa środkową część kapsuły mitochondrialnej. Niepłodność męska rozwija się pod wpływem zmian morfologicznych w śródpiersiu mitochondrium, które ostatecznie prowadzą do upośledzenia motoryki plemników. Peroksydazy glutationowe nie tylko utrzymują równowagę nadtlenku wodoru w różnych procesach sygnalizacyjnych, ale także wpływają na kancerogenezę i mechanizm sygnalizacji insuliny. Peroksydaza glutationowa - 3 utrzymuje funkcję peroksydazową przy jednoczesnym przezwyciężeniu redukcji stężenia GSH w osoczu (Brigelius-Flohé & Maiorinob 2013). Koordynacja pomiędzy peroksydazą glutationową - 4 i peroksydazą glutationową - 5 ma istotny wpływ na istotne procesy związane z męską płodnością i apoptozą. Perspektywiczne badania kliniczne muszą ocenić rzeczywistą funkcję peroksydazy glutationowej - 6 oraz jej związek z peroksydazą glutationową - 8 i peroksydazą glutationową - 7 w kontekście procesów fałdowania białka. Różne rodzaje peroksydaz glutationowych nie tylko detoksykują wodorotlenki, ale także regulują męskie mechanizmy płodności. Badacze muszą zorganizować badania kliniczne w kontekście oceny szkodliwego wpływu nadekspresji i obniżania poziomu regulacji nadtlenku glutationu w różnych procesach biologicznych.

Badanie kliniczne przeprowadzone przez (Lenzi i in. 1992) wskazuje na korzystne efekty terapii glutationem na wzorzec ruchliwości plemników u chorych na dyspermię. Wyniki badania wskazują na terapeutyczny wpływ GSH na różne choroby współistniejące, które konsekwentnie kwestionują poziom płodności mężczyzn w różnych grupach wiekowych. Ocena dokonana przez (Meseguer i in. 2004) opisuje stres oksydacyjny jako potencjalny czynnik zakłócający DNA, białka i inne składniki błony plazmowej ludzkiego nasienia. Wysoka wrażliwość błony plazmowej plemników na działanie wolnych rodników przypisuje się poziomom wielonienasyconych kwasów tłuszczowych, które ułatwiają różne szlaki patologiczne związane z wolnymi rodnikami w kontekście pogarszania się ich ogólnej morfologii, koncentracji i ruchliwości.

Rutynowe wspomaganie płodności opiera się na rozmrażaniu i zamrażaniu plemników, które w sposób nieprzewidywalny i zmienny znacząco zmniejsza ich koncentrację i ruchliwość (Meseguer i in. 2004). Ponadto, rozmrażanie plemników okazuje się być fizycznie stresującym zabiegiem, który drastycznie wpływa na zdolność zapładniania i żywotność danych plemników. Jednak różne antyutleniacze i enzymy obronne oksydacyjne próbują przeciwdziałać tym skutkom w kontekście wydłużenia okresu życia lub żywotności rozmrożonej spermy dotkniętej stresem oksydacyjnym (Meseguer i in. 2004). Badacze muszą zatem ocenić stres oksydacyjny danych plemników po interwencji liofilizacyjnej w kontekście zrozumienia ich ogólnej jakości i losu. Muszą również ocenić stężenie GSH i ekspresję peroksydazy glutationowej/ peroksydazy glutationowej1 w kontekście skorelowania ich ze wskaźnikiem odzyskania plemników po rozmrożeniu (Meseguer i in. 2004). Badania kliniczne nie potwierdziły jednak jeszcze konkretnej zależności między podstawowymi parametrami nasienia a stopniem regeneracji plemników poddanych działaniu tlenu. Żywotność linii komórkowych plemników uzasadnia zatem ocenę poprzez systematyczną ocenę aktywności enzymatycznej GPx4 (peroksydaza glutationowa - 4) i GPx1 (peroksydaza glutationowa - 1), ekspresję RNA komunikatora GPx1 oraz GPx1 (Meseguer i in. 2004).

Badania przeprowadzone przez (Ochsendorf i in. 1998) oceniają dowody dotyczące obronnej roli glutationu w odniesieniu do łagodzenia stresu oksydacyjnego i związanego z nim pogorszenia stanu plemników. W badaniu oceniono dane dotyczące nasienia niepłodnych samców i związanej z tym ilości glutationu. W badaniu oceniono plazmy krwi 11 płodnych i 77 niepłodnych mężczyzn wraz z zawartością glutationu plemnikowego (Ochsendorf i in. 1998). W badaniach wykorzystano metodę spektrofotometryczną sprzężoną w kontekście oceny całkowitego stężenia glutationu w osoczu krwi, osoczu nasiennym i plemnikach wybranych osób i grupy kontrolnej. Wyniki badań wskazują na znaczne obniżenie stężenia glutationu w plemnikach niepłodnych samców wykazujących oligospermię (Ochsendorf i in. 1998). Jednakże, stężenie glutationu w plemnikach płodnych samców jest rejestrowane w normalnym zakresie przy minimalnym odchyleniu standardowym. Wyniki badań wskazują na istotne różnice w stężeniu glutationu plemników u mężczyzn dotkniętych normozoospermą (Ochsendorf i in. 1998). Wyniki badań wskazują również na zwiększoną zdolność penetracji fizjologicznie prawidłowych plemników (w śluzie szyjki macicy bydła), które wykazują podwyższone stężenie glutationu wewnątrzkomórkowego. Wyniki badań wskazują na bezpośrednią korelację między stężeniem glutationu w osoczu nasiennym a wewnątrzkomórkowym stężeniem glutationu.

Wyniki badań nie świadczą o jakiejkolwiek korelacji pomiędzy stężeniem glutationu w plemnikach, osoczu nasiennym i osoczu krwi (Ochsendorf i in. 1998). Brak istotnych różnic w stężeniu glutationu w osoczu krwi pomiędzy badanymi osobami a grupami kontrolnymi uzasadnia dalszą ocenę w ramach perspektywicznych badań eksperymentalnych. Wyniki badania wskazują na liniową zależność między hormonem stymulującym pęcherzyk włosowy w surowicy a ilością glutationu w osoczu krwi (Ochsendorf i in. 1998). Wyniki badań wskazują na obniżenie poziomu glutationu wewnątrzkomórkowego plemników w wybranych grupach niepłodnych samców.

W badaniach przeprowadzonych przez (Gadea i in. 2011) podjęto próbę oceny plemników ludzkich pod względem całkowitego stężenia glutationu pod wpływem kriokonserwacji. Wyniki badania wskazują na 64% spadek GSH w odwrotności ograniczenia progresywnej motoryki nasienia ludzkiego po kriokonserwacji (Gadea i in. 2011). Wprowadzenie GSH (1mm) do zamrożonej spermy znacznie poprawia jej żywotność i ogólną motorykę. Wzmocnienie wzorca ruchliwości zamrożonego plemnika po dodaniu GSH jest wyraźnie odzwierciedlone poprzez krzywoliniową trajektorię CASA i średnie prędkości ścieżki/prostej linii (Gadea i in. 2011). Dodatek GSH podobno obniża poziom ROS plemników, zwiększając jednocześnie dominację grupy sulfhydrylowej w białkach błonowych. Dodatek GSH nie ma jednak wpływu na wzór kondensacji chromatyny lub zaburzenie błony lipidowej plemników (Gadea i in. 2011). Interwencja polegająca na zamrożeniu plemników obniża mechanizm obronny przeciwutleniaczy GSH do poważnego poziomu i dlatego dodatek GSH do zamrożonych plemników ledwo poprawia ich długotrwałe utrzymanie i żywotność (Gadea i in. 2011). Wyniki te przemawiają za potrzebą oceny interwencji doustnej w zakresie GSH w kontekście poprawy długości życia i zdolności funkcjonalnych ludzkiego nasienia. Dlatego też metody in-vitro służące poprawie funkcjonalności spermy ludzkiej (poprzez stosowanie GSH) wydają się mniej obiecujące w porównaniu z pozajelitowym lub doustnym podawaniem GSH w scenariuszach real-time (Gadea i in. 2011).

Badanie ilościowe przeprowadzone przez (Chaudhari, Das & Ramaji 2008) ocenia wpływ redukcji glutationu w plazmie nasiennej na stres oksydacyjny ludzkich plemników. Wynik stresu oksydacyjnego jest mierzony poprzez ocenę poziomu MDA (malonaldehydu) generowanego pod koniec peroksydacji lipidów. W badaniu wykorzystano próbki nasienia z 32 azostatyków, 34 asthenoteratozoopermy, 34 oligoastenoteratozoopermy oraz 48 normozoopermy do oceny ich poziomu MDA, a także morfologii, motoryki i stężenia plemników. W wynikach badań uwzględniono podwyższone stężenie MDA jako potencjalny wskaźnik zwiększonego naprężenia oksydacyjnego badanych plemników. Wyniki badań wskazują na podwyższone stężenie MDA u chorych na asthenoteratozoospermę i oligoastenoteratospermę w porównaniu do chorych na normozoospermę. Badanie wykazało niekorzystną korelację między morfologią plemników, ich ruchliwością, stężeniem i poziomem MDA. Zmniejszone stężenie GSH u osobników normozoopermy potwierdza jego odwrotną korelację ze stresem oksydacyjnym linii komórkowych plemników. Wyniki ujawniają również liniową korelację MSH z innymi cechami seminogramu, przy jednoczesnym wykluczeniu poziomu aldehydu malonalnego. Wyniki jednoznacznie potwierdzają podwyższony potencjał peroksydacji lipidów w kontekście pogarszania się poziomu płodności osób w różnych grupach wiekowych. Innymi słowy, podawanie GSH stanowi wyzwanie dla mechanizmu peroksydacji lipidowej ludzkich plemników, który ostatecznie podnosi poziom płodności jednostek.

Istotnie, kilka cech wpływa na poziom płodności mężczyzn, w tym reaktywne formy tlenu i MSH (Chaudhari, Das & Ramaji 2008). Równowaga homeostatyczna pomiędzy naturalnym potencjałem antyoksydacyjnym a reaktywnymi formami tlenu minimalizuje stres oksydacyjny plemników u osobników fizjologicznie normalnych. Jednak zaburzenie tej homeostazy zwiększa stres oksydacyjny pod wpływem wolnych rodników i innych reaktywnych czynników utleniających (Chaudhari, Das & Ramaji 2008). Niesparowane elektrony tych wolnych rodników zakłócają różne procesy fizjologiczne i metaboliczne ludzkich plemników w taki sposób, że niszczą ich jądrowe DNA, białka komórkowe i błonę komórkową. Pogorszenie to występuje na różnych poziomach w obrębie linii plemników i dlatego różne plemniki doświadczają różnych poziomów wad fizjologicznych, które podobno prowadzą do wahań niepłodności u dotkniętych nimi osób (Chaudhari, Das & Ramaji 2008).

Plemniki ludzkie ulegają znacznemu pogorszeniu pod wpływem reaktywnych form tlenu. Wielonienasycone kwasy tłuszczowe ludzkiej błony osoczowej plemników uczestniczą w różnych szlakach patofizjologicznych po oddziaływaniu z reaktywnymi formami tlenu. Ten proces peroksydacji lipidów niekorzystnie wpływa na morfologię, koncentrację i ruchliwość ludzkich plemników do niespotykanego dotąd poziomu (Chaudhari, Das & Ramaji 2008). Brak cytoplazmy w plemnikach ludzkich zmniejsza ich potencjał do inicjowania interwencji zapobiegawczych i procesów naprawczych w celu skutecznego łagodzenia wpływu stresu oksydacyjnego i wynikającego z niego pogorszenia struktury. MDA jest uważany za istotny marker stresu oksydacyjnego w taki sposób, że wskazuje on na intensywność i poziom peroksydacji lipidów w komórkach produkujących plemniki. Produkcja MDA w ten sposób wskazuje na podwyższone tempo peroksydacji lipidów, które potencjalnie obniża poziom płodności przy jednoczesnym pogorszeniu ogólnej struktury i morfologii plemników (Chaudhari, Das & Ramaji 2008). Jednakże, pomimo tych dowodów, naukowcy nie uważają oceny działalności MDA za standardowe narzędzie oceny jakości spermy ludzkiej. Różne wyniki badań wskazują na brak korelacji między ruchliwością/skoncentracją komórek plemnikowych a poziomem MDA w osoczu nasiennym (Chaudhari, Das & Ramaji 2008).

Różni mężczyźni wykazują różne poziomy glutationu w swoich tkankach rozrodczych (Chaudhari, Das & Ramaji 2008). Męskie tkanki rozrodcze zawierają glutation na poziomie pozakomórkowym i wewnątrzkomórkowym. Glutation skutecznie promuje płodność u osobników, a tym samym ulega zmniejszeniu u osób dotkniętych azospermą i oligospermą (Chaudhari, Das & Ramaji 2008). Egzogenne podawanie glutationu niepłodnym mężczyznom również podnosi poziom ruchliwości plemników. Zmienne uniesienie glutationu w osoczu nasiennym w porównaniu z normozoserrodkami i oligozooserrodkami jest odpowiedzialne za zróżnicowanie płodności u różnych osób w różnych grupach wiekowych. W związku z tym, zróżnicowany potencjał płodności mężczyzn prowadzi do wzajemnego zróżnicowania poziomów MDA (Chaudhari, Das i Ramaji 2008). Różne badania statystyczne wykorzystują podwyższenie MDA i redukcję GSH jako istotne parametry do oceny potencjału płodności populacji męskiej. Podwyższony poziom peroksydacji lipidów wskazuje na niekorzystną jakość nasienia. Jednakże, naukowcy wciąż nie osiągnęli konsensusu co do stosowania stężenia GSH i nieenzymatycznego utleniania osocza nasiennego jako standardowych parametrów oceny poziomu płodności mężczyzn należących do różnych grup wiekowych (Chaudhari, Das & Ramaji 2008). Szersze środowisko naukowe uważa jednak GSH za potencjalne narzędzie terapeutyczne pozwalające na zmniejszenie poziomu degradacji oksydacyjnej spermy ludzkiej. Terapeutyczne wykorzystanie GSH w leczeniu niepłodności daje podstawy do perspektywicznej oceny na szerszą skalę przez środowisko naukowe (Chaudhari, Das & Ramaji 2008).

Ocena przeprowadzona przez (Yao & Mills 2016) ujawnia znaczenie systemu peroksydazy glutationowej na bazie selenu w zakresie poprawy morfologii i funkcjonalności ludzkich plemników. Wyniki badania świadczą o potencjale tego systemu w kontekście poprawy liczby plemników osób chorych na astenospermę (Yao & Mills 2016). Ponadto koadministracja z GSH wolnego rodnika "N-acetylo cysteiny" znacznie poprawia morfologię, ruchliwość i stężenie ludzkich plemników. Podobno jednak atrybuty nasienia wracają do stanu sprzed terapii po zaprzestaniu leczenia cysteiną selenem-N-acetylem. Niektóre z badań podkreślają znaczenie suplementacji folianem lub cynkiem w kontekście poprawy funkcjonalności komórek plemnikowych (Yao & Mills 2016). Potencjalne interwencje badawcze muszą jednak skutecznie ocenić wpływ terapii skojarzonej (opartej na cynku, selenie, N-acetylocysteinie i GSH) na różne parametry plemników. W związku z tym naukowcy muszą ocenić rzeczywisty potencjał integrującego podejścia do leczenia związanego z GSH w zakresie zwiększenia płodności mężczyzn przez dłuższy czas.

Wadliwe mechanizmy obrony antyoksydacyjnej w znacznym stopniu wpływają na stres oksydacyjny plemników ludzkich (Yao & Mills 2016). Wyniki badań wskazują również na minimalne zapotrzebowanie na reaktywne formy tlenu w kontekście utrzymania normalnej funkcjonalności plemników ludzkich. Badacze muszą jednak prospektywnie ocenić złożone patofizjologiczne ścieżki, które ułatwiają nieprawidłowy wzrost stresu oksydacyjnego ludzkiego plemników (Yao & Mills 2016). Wyniki różnych badań opartych na dowodach wskazują na zgłaszane obniżenie stężenia testosteronu po nieprawidłowym podwyższeniu stężenia reaktywnych form tlenu. Ponadto dostępne są minimalne dane badawcze dotyczące przeciwutleniaczy, w tym folianu, cynku, selenu, omega-3, czarnego kminku, L-karnityny, glutationu i koenzymu Q10 w zakresie ich korzystnego wpływu na fizjologię plemników (Yao & Mills 2016). Podobnie, dostępne są ograniczone dowody na skuteczność koreańskiego czerwonego żeń-szenia i ezcyny na fizjologię plemników dotkniętych żylakami u samców subpłodnych. Badacze muszą ocenić zakres wzmocnienia plemników w odniesieniu do wspólnego podawania GSH z lekami bez recepty. Skuteczność kombinacji Menevit-GSH w zakresie żywotności komórek plemnikowych wymaga również dalszej oceny w ramach perspektywicznych interwencji badawczych (Yao & Mills 2016).

Naukowcy muszą ocenić krytyczną rolę Glutationu w kontekście oceny jego wpływu na poprawę płodności dorosłych mężczyzn. Co najważniejsze, GSH posiada zdolność do bezpośredniego ułatwiania chemicznej neutralizacji rodników nadtlenkowych, hydroksylowych i tlenu singletowego (Pizzorno 2014). GSH okazuje się być również ważnym kofaktorem dla różnych enzymów antyoksydacyjnych. Ułatwia również rekonfigurację witamin C i E u osób zdrowych i chorych. GSH skutecznie neutralizuje wolne rodniki generowane przez toksyny chemiczne w przemianie fazowej I wątroby. GSH ułatwia również reakcje fazy II, które pomagają w koniugowaniu związanych z fazą I aktywnych półproduktów w kontekście zwiększania ich rozpuszczalności w wodzie do wydalania na bazie nerek (Pizzorno 2014). GSH pomaga również w usprawnieniu mechanizmu transportu rtęci, który pomaga w detoksykacji różnych komórek ludzkiego organizmu. GSH skutecznie reguluje apoptozę i proliferację komórek. GSH pomaga w stabilizacji mitochondrialnego DNA i funkcji mitochondriów. Wyczerpanie GSH prowadzi do szeregu zaburzeń neurodegeneracyjnych, chorób płuc, powikłań układu odpornościowego, chorób układu krążenia, przewlekłych schorzeń związanych z wiekiem, chorób wątroby, mukowiscydozy i procesu starzenia (Pizzorno 2014). Wyniki te ujawniają kluczową rolę GSH w różnych procesach podtrzymywania życia i szlakach fizjologicznych. W związku z tym naukowcy i pracownicy służby zdrowia muszą zbadać istotne dowody w celu określenia ostatecznej roli GSH w nieodwracalnej poprawie morfologii, żywotności i koncentracji plemników ludzkich (Pizzorno 2014).

Badanie jakościowe przeprowadzone przez (Falana i in. 2017) ujawnia okoliczności, które ułatwiają upodmiotowienie wolnych rodników, prowadzące do degradacji systemów i procesów biologicznych. Zewnętrzna suplementacja antyoksydantów w takich scenariuszach pomaga organizmowi ludzkiemu ożywić zaburzone układy biologiczne w kontekście utrzymania jego procesów odpornościowych. Wyniki badań wskazują na D-Ribose-L-

Cysteina jako składnik syntetycznego przeciwutleniacza ryboceiny, który generuje glutation zgodnie z zapotrzebowaniem organizmu. Dlatego nie zaleca się spożywania całego glutationu ze względu na duże prawdopodobieństwo jego pogorszenia w procesie trawienia. Jednakże ryboceina skutecznie zabezpiecza cząsteczkę cysteiny i indukuje produkcję glutationu w oparciu o zapotrzebowanie komórkowe (Falana i in. 2017). Glutation produkowany za pomocą ryboceiny skutecznie chroni plemniki przed szkodliwym działaniem wolnych rodników dzięki podwyższonej produkcji ATP. Dlatego wyniki badania uzasadniają podawanie ryboceiny zamiast bezpośredniej terapii GSH (doustnej) w celu wydłużenia żywotności i stężenia plemników ludzkich przez dłuższy czas (Falana i in. 2017). W związku z tym w przyszłych badaniach na ludziach konieczne jest dokonanie porównawczej analizy skuteczności doustnej terapii GSH w porównaniu z podawaniem ryboceiny w celu zwiększenia płodności mężczyzn.

γ-L-Glutamyl-L-cysteinyloglicyna lub glutation zawiera mały peptyd na bazie pojedynczej cząsteczki glicyny, L-cysteiny i kwasu L-glutaminowego (Patel 2018). Dostępność tej cząsteczki w zaopatrzeniu żywnościowym pomaga organizmowi ludzkiemu wykorzystać jej potencjał antyoksydacyjny do przeprowadzania istotnych procesów biologicznych. Enzymy systemu glutationowego nie tylko ułatwiają produkcję glutationu, ale także pomagają zwiększyć jego potencjał antyoksydacyjny w organizmie człowieka (Patel 2018). Podawanie doustne GSH niepłodnym samcom rzekomo pomaga w rozszerzeniu puli glutationowej przy jednoczesnym zwiększeniu ogólnej skuteczności całego systemu GSH. Obecnie zgłaszane właściwości farmakokinetyczne glutationu nie sprzyjają jego roli suplementacyjnej. Pomimo aktywnego wchłaniania GSH przez ściany jelita, komórki nie otrzymują nienaruszonej formy glutationu pod wpływem różnych procesów metabolicznych (Patel 2018). Komórki otrzymują ostatecznie metabolizowane cząsteczki L-cysteiny i N-acetylocysteiny i wykorzystują je do syntezy glutationu w kontekście minimalizacji ich stresu oksydacyjnego. Wyniki te przemawiają za koniecznością doustnego podawania molekuł N-Acetylocysteiny i L-cysteiny w celu zwiększenia płodności mężczyzn (Patel 2018). Ponadto, badania naukowe ujawniają niezdolność glutationu doustnego w kontekście zwiększania poziomu glutationu wewnątrzkomórkowego. Nienaruszona absorpcja glutationu do komórek krwi znacznie pogarsza proces rozkładu tlenku azotu. Co ciekawe, doustna suplementacja GSH zwiększa działanie boosterów tlenku azotu, w tym L-argininy i L-citruliny (Patel 2018).

Kilka badań naukowych dokumentuje niepożądane skutki dożylnej terapii GSH w leczeniu niepłodności (u mężczyzn) (Sonthalia, Daulatabad i Sarkar 2016). I odwrotnie, działania niepożądane terapii doustnej GSH są porównywalne do szkodliwych skutków suplementów witaminowych, gdy są one podawane w podwyższonych dawkach. Długotrwałe podawanie wysokich dawek doustnego GSH prowadzi jednak również do kilku efektów ubocznych u leczonych mężczyzn. Te niekorzystne skutki obejmują rozjaśnienie koloru włosów, przebarwienia skóry, zubożenie wątroby GSH, infekcje H, pylori i czerniaka (Sonthalia, Daulatabad i Sarkar 2016). Podanie GSH zakłóca rodzaj i ilość melaniny, która drastycznie wpływa na kolor włosów leczonych pacjentów. Długotrwałe doustne podawanie GSH zmniejsza biologiczną zdolność organizmu ludzkiego do syntezy glutationu. Ostatecznie, mężczyźni leczeni GSH doświadczają dużej zależności od tej terapii zwiększającej płodność, która odwraca jej korzystne skutki po zaprzestaniu dawkowania GSH. Co więcej, ograniczenie składowania GSH na bazie wątroby prowadzi do szkodliwych skutków zdrowotnych (Sonthalia, Daulatabad i Sarkar 2016). Naukowcy i pracownicy służby zdrowia muszą ocenić wpływ terapii doustnej GSH na tłumienie osi podwzgórzowo-przysadkowej i związane z tym powikłania. Rozszerzone stosowanie doustnego GSH zwiększa ryzyko zakażenia H. pylori i związanych z nim wrzodów pod wpływem zwiększonej produkcji neutrofili/macrofagów.

Podawanie H. pylori na makrofagi i neutrofile indukowane przez GSH znacznie zwiększa ryzyko wystąpienia owrzodzeń i zakażeń jelitowych. Rozszerzone podawanie GSH ułatwia również produkcję feomelaniny z eumelaniny, która zwiększa ryzyko wystąpienia czerniaka u leczonych pacjentów do wielu fałdów (Sonthalia, Daulatabad i Sarkar 2016). Ponadto działania niepożądane zgłaszane przez FDA, które wynikają z długotrwałego podawania dożylnego GSH, obejmują toksyczną nekrolizę naskórka, zespół Stevensa-Johnsona, wysypki skórne, dysfunkcję tarczycy i bóle brzucha. Podwyższona dawka glutationu dożylnie drastycznie obciąża nerkowy przepływ naczyniowy, który ostatecznie prowadzi do ostrej niewydolności nerek i związanej z nią dysfunkcji nerek (Sonthalia, Daulatabad i Sarkar 2016). Nieprawidłowe podawanie GSH dożylnie prowadzi do rozwoju potencjalnie śmiertelnej sepsy i zatorów powietrznych u leczonych mężczyzn. Stosowanie niesterylnych igieł do podawania GSH w znacznym stopniu zwiększa ryzyko zakażeń krwiopochodnych. Badania przedkliniczne wykazują podobno podwyższony poziom w osoczu krwi po zastosowaniu doustnej terapii GSH. Przeciwnie, badania kliniczne ujawniają różne poziomy w osoczu krwi u ludzi po zastosowaniu doustnej terapii GSH. Wyniki kliniczne ujawniają również krótkoterminową trwałość wyników GSH w jamie ustnej (Sonthalia, Daulatabad i Sarkar 2016). Zatrzymanie lub zmniejszenie suplementacji GSH w jamie ustnej prowadzi do normalizacji poziomu w osoczu u leczonych pacjentów. Podobno poprawa płodności w wyniku terapii GSH ujawniła się u pacjentów z wyraźnym niedoborem glutationu. Badania nie dostarczają jednak żadnych dowodów na efekty terapeutyczne doustnej terapii GSH u niepłodnych pacjentów, które nie odzwierciedlają żadnego zmniejszenia stężenia glutationu (Sonthalia, Daulatabad i Sarkar 2016).

Ocena przeprowadzona przez (Sotoudeh & Azizollah 2016) opisuje istotne przyczyny upośledzenia ruchliwości plemników. Wnikanie rodników nadtlenku wodoru do plemników znacznie barykaduje aktywność G6PD i hamuje biodostępność NADPH. Penetracja wolnych rodników zwiększa ilość utlenionego GSH, jednocześnie minimalizując poziom przywróconego glutationu, który ostatecznie prowadzi do peroksydacji błony fosfolipidowej. Ponieważ NADH ułatwia produkcję ATP do ulepszania plemników, jego zahamowanie zmniejsza ogólną funkcjonalność i koncentrację plemników w drastycznym stopniu. Różne badania/przedkliniczne ujawniają wpływ terapii selenem na poprawę ruchliwości plemników, procesu spermatogenezy i funkcjonowania jąder (Sotoudeh i Azizollah 2016). Selen skutecznie podnosi poziom peroksydazy glutationowej w całej ludzkiej komórce plemnikowej. Selen nie tylko tworzy selenoproteinę w kapsułce plemnikowej, ale także poprawia metabolizm testosteronu. Pomaga w utrzymaniu ciągłości błony, jednocześnie zmniejszając stężenie peroksydazy glutationowej w komórce plemnikowej. Wzmocnienie ludzkich plemników za pomocą peroksydazy glutationowej na bazie selenu znacznie zmniejsza ich stres oksydacyjny i czyni je bardziej aktywnymi i żywotnymi. Wyniki te wymuszają koadministrację selenu i GSH w kontekście poprawy poziomu płodności leczonych osób (Sotoudeh i Azizollah 2016). Oczyszczające działanie witaminy E wymaga jej podawania z selenem w kontekście poprawy ruchliwości plemników i jakości niepłodnych samców.

Ocena dokonana przez (Lipovac i in. 2016) potwierdza stres oksydacyjny zmniejszający potencjał glutationu rozpuszczalnego w wodzie, który prowadzi do normalizacji morfologii plemników w populacji mężczyzn. Niektóre z badań wskazują na zdolność l-karnityny do wzmacniania motoryki plemników u mężczyzn z astenozolemią, u których stwierdzono prawidłowe stężenie nadtlenku glutationu fosfolipidów w plemnikach (Lipovac i in. 2016). Podanie tym osobom l-karnityny zwiększa ogólną progresywną ruchliwość i gęstość ich plemników. Męska płodność niewątpliwie odwzajemnia się ruchliwością plemników. Jednak plemniki zawierają szereg punktów docelowych, które wymagają skoordynowanego działania różnych mikroelementów w kontekście utrzymania ich normalnej funkcjonalności (Lipovac i in. 2016). Dlatego też naukowcy opowiadają się za podawaniem tych mikroelementów (w tym I-karnityny) z doustnym GSH w kontekście poprawy progresywnej motoryki, prawidłowej morfologii i gęstości ludzkich plemników.

Gadallah (2018) ocenia męską niepłodność przez pryzmat stresu oksydacyjnego i związanych z nim mechanizmów, które drastycznie wpływają na ogólną funkcjonalność męskich narządów rozrodczych. Wyniki badania zalecają połączenie farmakoterapii, w tym antyoksydantów, leków przeciwzapalnych, suplementów witaminowych, oligoelementów i innych związków antyoksydacyjnych/fibrynolitycznych, które obiecują poprawę płodności samców niepłodnych w normozosermii i oligo-astheno-terato-zoosermicznych. Wyniki badań podkreślają również znaczenie kwasu askorbinowego w kontekście ochrony męskich narządów rozrodczych i zwiększania funkcjonalności ludzkiego jądra przy jednoczesnej minimalizacji ich uszkodzeń oksydacyjnych. Wyniki badań opowiadają się za stosowaniem różnych kombinacji przeciwutleniaczy w kontekście poprawy procesów plemnikotwórczych u dorosłych niepłodnych mężczyzn. Te kombinowane terapie wyraźnie podnoszą jakość, żywotność, morfologię i koncentrację ludzkiej spermy. Gadallah (2018) dokładnie opisuje funkcjonalność glutationu i peroksydazy glutationowej w kontekście poprawy jakości i spójności ludzkich plemników. W związku z tym Gadallah (2018) zaleca współdziałanie glutationu z innymi przeciwutleniaczami/terapią łączoną w celu nieodwracalnego zwiększenia poziomu płodności męskiej populacji.

Gadallah (2018) potwierdza potencjał peroksydazy glutationowej w kontekście redukcji fosfolipidów, nadtlenków organicznych i nadtlenków wodoru. Peroksydaza glutationowa indukuje zredukowaną formę tych cząsteczek, wykorzystując jednocześnie zdolność dawania elektronów przez glutation (Gadallah 2018). Peroksydaza glutationowa działa na matrycę mitochondrialną i ułatwia jej kondensację chromatyny, która ostatecznie stawia wyzwanie oksydacyjnemu pogorszeniu się DNA plemników. Wadliwa ekspresja peroksydazy glutationowej wewnątrz ludzkiej komórki plemnikowej podobno indukuje rozwój oligoastenoteratozoospermii. Kategoryzacja peroksydazy glutationowej opiera się na enzymatycznej izoformie, która rzekomo zawiera selenocysteinę (Gadallah 2018). Wady konfiguracji nadtlenku glutationu i selenu u mężczyzn wyraźnie przyczyniają się do ich niepłodności. Zawierająca selen peroksydaza glutationowa oparta jest na 4 izoenzymach, których wadliwa konfiguracja lub funkcjonalność prowadzi do rozwoju niepłodności w męskiej populacji.

Pierwsza cytosolowa izoforma peroksydazy glutationowej (tj. GPX-1), według (Gadallah 2018), stanowi wyzwanie dla oksydacyjnej apoptozy związanej ze stresem i innych negatywnych stymulacji w ludzkich plemnikach (Gadallah 2018). Jednakże badania przedkliniczne ujawniają minimalny wpływ nokautu GPX-1 na prawidłową funkcję fizjologiczną męskich narządów rozrodczych. Gadallah (2018 r.) ujawnia ponadto drugą i trzecią izoformę cytosolową glutationu (tj. GPX-2 i GP-X3) w kontekście ich czynności/ekspresji żołądkowo-jelitowej i plazmowej. Podobnie wysoka ekspresja czwartej izoformy cytosolowej peroksydazy glutationowej (tj. GPX-4) w ludzkim jądrze zachodzi w taki sposób, że uderza ona w ponad połowę kapsuły mitochondrialnej środkowej plemników (Gadallah 2018). Badania przedkliniczne wykazały, że dezaktywacja epizodu GPX-4 jest główną przyczyną przedwczesnej śmierci embrionalnej. Konfiguracja wysokosekwencyjnego białka tożsamościowego występuje pod wpływem genu GPX-4. Proces ten nie ma jednak wpływu na region N-terminal (Gadallah 2018). Białko oparte na GPX-4 stanowi jądro plemnikowe, które skutecznie indukuje aktywność peroksydazy tiolowej protaminy w ludzkiej komórce plemników. Podobnie, piąta cytosolowa izoforma peroksydazy glutationowej (tj. GPX-5) wpływa na funkcjonalność ludzkiego najądrza. Ten nie-selenowy enzym jest w dużej mierze wytwarzany w świetle najądrza ogonowego i kapusty. GPX-5 wyraża się również w różnych wydzielinach białek najądrza. Jednakże nieselenowa forma peroksydazy glutationowej wykazuje minimalną ekspresję i dlatego jej aktywność zmiatająca w postaci nadtlenku zależnego od GSH wydaje się wątpliwa i wymaga oceny perspektywicznej (Gadallah 2018).

Naukowcy i pracownicy służby zdrowia nie wykorzystują obecnie peroksydaz glutationowych i katalazy do terapeutycznego leczenia niepłodności (w populacji mężczyzn) w kontekście słabych dowodów klinicznych. Glutation jest obecny w stanach GSSG (oksydacyjny) i GSH (zredukowany) (Gadallah 2018). Ten zawierający siarkę tripeptyd pomaga również w ochronie zredukowanej formy środowiska wewnątrzkomórkowego poprzez swoją właściwość donacji elektronów. Glutation skutecznie odbudowuje grupy tiolowe i wykazuje swój potencjał przeciwutleniający poprzez minimalizowanie częstotliwości utleniania lipidów błony plazmowej (Gadallah 2018). Utrzymanie poziomu glutationu następuje poprzez wykorzystanie różnych szlaków metabolicznych. Pierwsza ścieżka związana jest z wykorzystaniem Gly, Glu i Cys do syntezy denovo. Ponadto, ścieżka ta wykorzystuje syntetazę glutationu i γ-glutamylcysteiny do produkcji Glu, Gly i Cys. Druga ścieżka związana jest z wykorzystaniem dawcy elektronów NADPH przez reduktazę GSH do skutecznego odzyskiwania poziomu glutationu (Gadallah 2018). Utlenianie GSH i koniugacja z ksenobiotycznymi związkami chemicznymi/cytotoksycznymi ułatwia jego wypompowywanie ze środowiska komórkowego. Lokalizacja i hydroliza glutationu plazmowego do jego aminokwasów i GGT (γ-glutamylotranspeptydazy) prowadzi do wychwytywania produktów ubocznych przez komórki transportera w celu ich ponownego wykorzystania. Utrzymujący się spadek GSH w osoczu nasiennym człowieka powoduje strukturalną deformację plemników, która znacznie zwiększa ryzyko powikłań ruchowych (Gadallah 2018).

Terapeutyczna rola suplementacji GSH w zaburzeniach zapalnych i stanach andrologicznych czyni ten związek odpowiednią alternatywą dla zachowania różnych parametrów plemników, w tym morfologii, motoryki i stężenia (Gadallah 2018). Naukowcy muszą jednak zbadać inne alternatywy leczenia skojarzonego (wraz z suplementacją GSH) w kontekście przeciwdziałania patogenicznym powikłaniom toksycznych związków i reaktywnych form tlenu, które znacznie pogarszają żywotność plemników i ich stężenie w populacji mężczyzn (Gadallah 2018). Odwrócenie uszkodzenia plemników jest możliwe w przypadkach, gdy pogorszenie konfiguracji konstrukcyjnej następuje w stopniu umiarkowanym. Ochrona lipidowych składników błony komórkowej plemników jest wysoce uzasadniona w celu zachowania jej integralności strukturalnej i funkcji fizjologicznej (Gadallah 2018). GSH oferuje obiecującą rolę w tym kontekście; jednakże, naukowcy muszą zbadać kompletny mechanizm i ścieżki, które GSH wykorzystuje do zabezpieczenia strukturalnej i funkcjonalnej integralności błony plazmowej plemników.

Pracownicy służby zdrowia w prezentowanym kontekście rzadko wykorzystują terapię GSH do poprawy płodności mężczyzn z powodu powikłań klinicznych związanych z domięśniową drogą jej podawania (Gadallah 2018). W związku z tym należy zorganizować badania prospektywne w kontekście oceny korzyści terapeutycznych terapii doustnej GSH w kontekście poprawy funkcji fizjologicznej plemników ludzkich. Ocena prekursora NAC glutationu jest również wymagana w kontekście poprawy ruchliwości i koncentracji ludzkiej komórki plemnikowej przy jednoczesnym zminimalizowaniu ryzyka pogorszenia jakości oksydacyjnej DNA plemników (Gadallah 2018). Różne badania przedkliniczne potwierdzają potencjał NAC w zakresie podnoszenia masy pęcherzyków nasiennych. NAC, według różnych badań przedklinicznych, skutecznie zwiększa parametry plemników, lepkość plemników i objętość płynu nasiennego (Gadallah 2018). Dawka doustna NAC wraz z innymi przeciwutleniaczami powinna wynosić 600mg na dobę przez okres 3 miesięcy.

Potencjalne badania kliniczne wymagają jednak zbadania odpowiedniej terapii skojarzonej przy jednoczesnym zwiększeniu zakresu wykorzystania NAC i GSH w leczeniu niepłodności u mężczyzn (Gadallah 2018).

Badanie przeprowadzone przez (Atig i in. 2012) ujawniło ograniczoną produktywność GSH u mężczyzn dotkniętych azoosperma i oligozostatią w porównaniu z osobami z prawidłowymi cechami nasienia. Ponadto, badania te ujawniają również zdolność GSH do antagonizowania cytotoksycznych aldehydów, które degradują błonę plazmową plemników poprzez peroksydację lipidów (Atig i in. 2012). Badacze muszą ocenić spektrofotometrycznie poziom GSSG (glutationu utlenionego) i GSHr (reduktazy GSH) w kontekście optymalizacji terapii doustnej GSHt (glutationu całkowitego) w celu przezwyciężenia nadmiernej produkcji reaktywnych form tlenu u niepłodnych mężczyzn.

Przedstawiona praca badawcza jest wstępnym krokiem do określenia skuteczności terapeutycznej doustnej terapii GSH w zakresie stabilizacji parametrów nasienia. W badaniu nie zbadano jednak mechanizmów i ścieżek biochemicznych, które skutecznie komunikują się ze sobą w celu poprawy potencjału wzmocnienia plemników GSH w populacji docelowej. Przedstawione badania i związane z nimi wyniki znacznie rozszerzają zakres prowadzenia badań prospektywnych w celu podjęcia badań molekularnych dla zrozumienia mechanizmu działania GST w odniesieniu do leczenia niepłodności w populacji mężczyzn.

Materiały i metody

Uczestnicy

Prezentowane prospektywne randomizowane badanie kontrolowane placebo zostało przeprowadzone w prowincji Saladyn w mieście Samarra (Irak) w okresie od stycznia 2017 do marca 2018. W badaniu wzięło udział 51 niepłodnych mężczyzn, u których stwierdzono prawidłowy żeński czynnik służący do podawania glutationu doustnego (saszetki 250mg) przez okres 6 miesięcy. Jednak 50 niepłodnych mężczyzn otrzymało leczenie placebo. U wszystkich mężczyzn, którzy uczestniczyli w interwencji badawczej, czynnik płci żeńskiej był prawidłowy w odniesieniu do parametrów płodności. Z prezentowanej interwencji badawczej wyłączono w skrócie chorych z chorobami przewlekłymi, takimi jak: świnka, wodorosty, nowotwory, żylaki, urazy spowodowane długotrwałą jazdą konną, nowotwory, żylaki, niedrożność naczyń krwionośnych, hipospadie oraz zakażenia narządów płciowych. Co więcej, niepłodni mężczyźni, którzy niedawno byli leczeni z powodu niepłodności, również nie mogli uczestniczyć w badaniu. Do interwencji badawczej włączono uczestników płci męskiej w wieku 35-40 lat.

Świadoma zgoda

Świadoma zgoda została uzyskana od wszystkich badanych, wyjaśniając im kategorycznie interwencje, cele i wyniki. Gromadzenie danych od uczestników badań zostało podjęte po uzyskaniu świadomej zgody.

Interventions

Podawanie doustne saszetek GSH uczestnikom badania (tj. tylko grupie leczonej) odbywało się przez okres 6 miesięcy. Grupa placebo nie otrzymała leczenia GSH na tę samą kadencję. Uczestnicy grupy placebo pozostali jednak nieświadomi interwencji terapeutycznej ze względu na pojedynczą ślepą próbę. **Pobieranie próbek, gromadzenie i analiza danych**

Próbki krwi i nasienia pobrano z grupy leczonej i placebo w okresie 0 tygodni, 3 miesięcy i 6 miesięcy. Próbki krwi pobierano w celu wykrycia stężenia GSH. Dodanie roztworu wytrącającego i odwirowanie przeprowadzono w kontekście oceny GSH osocza nasiennego metodą Ellmana.

Gromadzenie danych od uczestników badania odbywało się po uzyskaniu świadomej zgody w drodze interaktywnych wywiadów. Uczestnicy dzielili się podczas sesji wywiadowczej istotnymi informacjami związanymi z ich nawykami społecznymi, czasem trwania małżeństwa, zawodem i wiekiem.

Analiza danych została przeprowadzona za pomocą SPSS 13.0 w interfejsie Windows. Do oceny istotności danych dla wartości $P<0{,}05$ systematycznie wykorzystywano test U Manna Whitney'a oraz test t nieparzysty. Badano narządy płciowe wszystkich badanych, oceniając ich wielkość ubytków w naczyniach krwionośnych, najądrze i jądrach, a jednocześnie oceniając / wykluczając obecność żylaków.

Wyniki

Poniższe tabele przedstawiają wyniki uzyskane po 0 tygodniach, 3 miesiącach i 6 miesiącach stosowania doustnego GSH i placebo.

Tabela - 1 (Wiek uczestników i parametry nasienia rejestrowane w okresie 0-tygodniowym)

Domeny	Grupa GSH (n=51)	Grupa Placebo (n=50)
Wiek	35.21+-5.18	35.82+-4.92

Objętość nasienia	2.25+-0.85	2.21+-0.92
Koncentracja nasienia	50.2+-8.1	51.5+-8.2
% ruchliwości	27.0+-2.6	27.5+-2.5
Morfologia	9.8+-3.2	9.5+-3.1

Nie stwierdzono istotnej różnicy w zakresie parametrów nasienia pomiędzy dwie grupy na początku interwencji badawczej.

Tabela - 2 (Stężenie GSH w osoczu krwi w mg/dl)

Nasienny poziom GSH mg/dl	0 tygodni		3 miesiące		6 miesięcy	
	Grupa GSH n=51	Placebo n=50	Grupa GSH n=51	Placebo n=50	Grupa GSH n=51	Placebo n=50
	1.52 (0.25-6.92)	1.58 (0.26-7.02)	4.55 (2.58-7.20)	1.55 (0.26-7.04)	4.58 (2.55-7.25)	1.52 (0.27-7.02)

Wyniki wskazują na uniesienie GSH w osoczu krwi w grupie leczonej w 3. i 6. miesiącu doustnej terapii GSH. Podczas tej kadencji wartość P wynosiła mniej niż 0,001.

Tabela - 3 (Poziomy GSH we krwi)

Poziom	0 tygodni	3 miesiące	6 miesięcy

GSH mg/g Hb	Grupa GSH n= 51	Placebo n=50	Grupa GSH n=51	Placebo n=50	Grupa GSH n=51	Placebo n=50
	14.5 (0.85-28.2)	14.8 (0.86-29.20)	15.2 (2.26-25.4)	14.8 (0.89-29.1)	15.25 (2.28-26.2)	14.78 (0.80-29.2)

Wyniki uzyskane po 0 tygodniach, 3 miesiącach i 6 miesiącach nie wykazały istotnej różnicy między stężeniem GSH we krwi w grupie leczonej i w grupie placebo.

Tabela - 3 (Parametry nasienia w odpowiedzi na doustną terapię GSH/placebo)

Parametry	3 miesiące		6 miesięcy	
	Grupa GSH n=51	Placebo n=50	Grupa GSH n=51	Placebo n=50
% ruchliwości	38.2	3.5	38.4	3.5
% morfologii	26	4.5	27.2	4.6
% koncentracji spermy	24	1.8	24.2	1.6

Po podaniu terapeutycznym GSH doustnego do grupy leczonej odnotowano następujące wyniki dotyczące parametrów nasienia.

1. W 3. i 6. miesiącu leczenia grupy GSH odnotowano istotną wartość p- 0,01 dla ruchu plemników.

2. Istotną wartość p dla morfologii plemników odnotowano jako 0,03 dla grupy GSH w 3. i 6. miesiącu doustnego leczenia GSH.
3. W grupie GSH w 3. i 6. miesiącu podawania doustnego GSH zanotowano istotną wartość p = 0,01 dla stężenia plemników.

Wyniki badań wykazały, że doustna terapia glutationem jest skuteczną metodą leczenia w celu poprawy koncentracji plemników, morfologii i motoryki wybranych osób.

Dyskusja

Niepłodność mężczyzn jest bezpośrednim wynikiem braku zgodności w morfologii plemników, ich ruchliwości i koncentracji. Niedojrzałe oocyty znacząco prowadzą do przedwczesnej kondensacji chromosomów w poprzek linii plemników. Wyniki badań przeprowadzonych przez (Meybodi, Mozdarani, Moradi, i Akhoond, 2012) ujawniają zdolność interwencji GSH do redukcji stresu oksydacyjnego plemników, co w rezultacie poprawia ich ruchliwość i zwiększa zakres zapłodnienia. Wyniki prezentowanych badań skutecznie pokrywają się z wynikami opartymi na dowodach, które ujawniają ochronne działanie GSH na ruchliwość i dojrzewanie plemników. Przedstawione badania nie ujawniają jednak mechanizmu GSH, który zabezpiecza osocze nasienne i plemniki przed stresem oksydacyjnym. Badanie przeprowadzone przez (Meybodi i in. 2012) wskazuje na większe ryzyko zaburzeń linii plemników spowodowanych stresem oksydacyjnym u niepłodnych mężczyzn, którzy podobno przechodzą mutację enzymu glutationotianowego transferazy. Należy przeprowadzić badania prospektywne w celu zrozumienia wpływu doustnej terapii GSH na funkcjonalność, strukturę i konfigurację enzymu glutationotransferazy u niepłodnych mężczyzn.

Liczne badania wykazują zarówno pozytywne, jak i negatywne korelacje (tj. kontrowersyjne wyniki) pomiędzy aktywnością peroksydazy glutationowej w osoczu nasiennym a wzorcem ruchliwości/jakości plemników (Macanovic i in. 2015). Wyniki te uzasadniają wymóg oceny osocza nasiennego w kontekście określenia prawdopodobnych mutacji w enzymach obrony antyoksydacyjnej w poprzek linii komórkowych plemników. Ta interwencja diagnostyczna jest wymagana w celu zidentyfikowania wad lub mutacji w ekspresji białka, które bezpośrednio prowadzą do niepłodności męskiej. W związku z tym, naukowcy mogą zoptymalizować dawkę GSH w jamie ustnej, aby skutecznie przezwyciężyć niespójności w enzymie obrony antyoksydacyjnej w celu poprawy ogólnej jakości nasienia. Przedstawione wyniki badań okazują się być drabiną w tym kierunku, którą badacze muszą wykorzystać do oceny licznych parametrów nasienia na szerszą skalę, aby skutecznie uogólnić wykorzystanie terapii GSH u niepłodnych samców.

Ocena przeprowadzona przez (Agarwal, Virk, Ong, & Plessis, 2014) wykazała, że nadmiar resztkowej cytoplazmy pogorszonych niedojrzałych plemników może zaburzać morfologię i motorykę plemników. Nadmiar resztkowej cytoplazmy zdegradowanych plemników wykorzystuje bocznicę heksozo-monofosforanową do skutecznego wzbudzania układu NADPH. W rezultacie utrudnia to równowagę ROS i zwiększa stres oksydacyjny, który prowadzi do degradacji jakości plemników i zdolności zapłodnienia dorosłych samców (Agarwal i in. 2014). Przedstawione badania wskazują na pozytywny wpływ doustnej terapii GSH na morfologię plemników. Jednakże, badania prospektywne wymagają wykonania w celu zrozumienia wpływu doustnej terapii GSH na wzorzec indukcji NADPH w poprzek pogarszających się plemników. Pomoże to skutecznie w określeniu biochemicznych dróg oddechowych zakłócanych przez doustną terapię GSH u niepłodnych mężczyzn.

Analiza przeprowadzona przez (Hsieh, Chang & Lin 2006) wykazała nieistotną korelację pomiędzy jakością nasienia a aktywnością peroksydazy glutationowej. Wyniki badań przemawiają za potrzebą oceny stężenia MDA (malondialdehydu) w celu określenia stopnia degradacji motoryki plemników i stężenia u niepłodnych mężczyzn. Przedstawione badania skutecznie ujawniają dodatnią korelację między stężeniem plemników a doustnym podawaniem GSH. W badaniu nie zidentyfikowano jednak mechanizmu interakcji GSH z malondialdehydem nasienia u badanych. Badacze wymagają zatem przeprowadzenia analizy prospektywnej w celu oceny wpływu doustnego GSH na stężenie MDA (jako parametru koncentracji plemników) u niepłodnych samców żonatych. Ocena przeprowadzona przez (Yeste i in. 2013) ujawnia konstruktywny wpływ zredukowanego glutationu na wzór nukleoproteinowy pogorszonych i słabo rozwiniętych plemników. Ustalenia te wskazują zatem na potrzebę podawania GSH w celu zwiększenia żywotności plemników u niepłodnych samców. Przedstawione badania wskazują na liniową poprawę parametrów nasienia po podaniu GSH. Konieczna jest jednak dokładniejsza analiza związanych z tym mechanizmów w celu potwierdzenia i uogólnienia pozytywnej korelacji pomiędzy doustną terapią GSH a parametrami rozszerzonego nasienia i szlakami biomolekularnymi.

Przedstawione wyniki badań wskazują na skuteczność doustnej terapii GSH w kontekście poprawy koncentracji, motoryki i morfologii ludzkiego plemnika w trzecim i szóstym miesiącu stosowania glutationu terapeutycznego (Agarwal i Sekhon 2011). Wyniki te podnoszą kwestię skorygowania uszkodzenia oksydacyjnego ludzkiego plemnika w krótszym czasie w kontekście minimalizacji długości zalecanej terapii GSH przy jednoczesnym poszerzeniu zakresu wyników związanych z zapłodnieniem (Agarwal & Sekhon 2011). Szereg związków antyoksydacyjnych obiecująco wzmacnia układ odpornościowy organizmu ludzkiego, minimalizując jednocześnie poziom jego degradacji oksydacyjnej. W związku z tym naukowcy muszą określić złożone ścieżki biofizjologiczne, które te antyoksydanty wykorzystują do poprawy ogólnej jakości i życia plemników ludzkich.

Naukowcy muszą ocenić zakres terapii integracyjnej polegającej na podawaniu witaminy C, witaminy E, karnityny i GSH, której głównym celem jest zwiększenie płodności mężczyzn w krótszym czasie. Ocena wadliwej spermatogenezy w kontekście oligoastenoteratozoospermii jest wysoce uzasadniona dla oceny celów terapeutycznych zalecanej integrującej terapii GSH. Oligoasthenoteratozoospermia opiera się na apoptozie i martwicy gamet, zaburzeniach motoryki plemników oraz prawidłowej redukcji plemników (Agarwal & Sekhon 2011). Mieszany zanik jąder ze zmiennym poziomem hormonu luteinizującego, hormonu stymulującego pęcherzyki i testosteronu wymaga oceny opartej na dowodach naukowych w kontekście oceny zakresu doustnego GSH w zarządzaniu płodnością. Oparta na dowodach naukowych ocena ciężkich, umiarkowanych i izolowanych form asthenoteratozoospermii jest koniecznie uzasadniona w celu skutecznego ustalenia celów terapeutycznych dla zmniejszenia odsetka strukturalnie/funkcjonalnie zniekształconych plemników u mężczyzn w różnych grupach wiekowych (Agarwal i Sekhon 2011).

Wiele niepłodnych osób podobno nie wykazuje żadnych wad w swoim profilu hormonalnym i badaniu fizycznym. Pacjenci dotknięci oligoastenoteratozoospermą wielokrotnie wykazują obniżone poziomy inhibitorów i testosteronu w surowicy. Ponadto, u niepłodnych pacjentów w wielu przypadkach klinicznych występuje podwyższone stężenie FSH, LH i estradiolu w surowicy. Również ruchliwość plemników i objętość nasienia ulegają wzajemnemu zmniejszeniu w zależności od wieku osób (Agarwal & Sekhon 2011). Okres pomiędzy 22-80 rokiem życia opiera się na stopniowej degradacji parametrów nasienia związanych z wiekiem. Koncentracja plemników nie ulega jednak znacznemu zmniejszeniu w zależności od wieku osób. W wielu scenariuszach klinicznych narządy postkomorowe ulegają niezapalnym zmianom czynnościowym związanym z metylacją DNA i ewentualną degradacją najądrza (Agarwal & Sekhon 2011). Represja transkrypcyjna jest mediowana przez proces metylacji poprzez zastosowanie deacetylazy. Demetylacja genetyczna z bezobjawowymi infekcjami układu rozrodczego również zwiększa ryzyko niepłodności męskiej.

Ponad 20% mężczyzn dotkniętych oligoastenoteratozoospermą ma podobno zakażenie Chlamydia trachomatis i związane z nim objawy kliniczne. Jednakże częstość występowania tego zakażenia wśród płodnych samców jest znacznie mniejsza (tj. <5%) w porównaniu z niepłodnymi samcami (Agarwal i Sekhon 2011). Dlatego też badacze i pracownicy służby zdrowia wymagają zbadania etiologii niepłodności męskiej w kontekście zakażeń układu rozrodczego i odpowiednio określenia roli doustnej terapii GSH w leczeniu niepłodności. Badacze muszą również ocenić rodzinny kontekst niepłodności i określić czynniki ryzyka dla mężczyzn przy ocenie ich rodowodu związanego z występowaniem niepłodności (Agarwal i Sekhon 2011). Samce z prawidłowym poziomem LH i FSH oraz podobno wykazujące dodatni wywiad rodzinny w zakresie niepłodności powinny stać się obiektami profilaktycznego leczenia niepłodności. Ocena etiologii genetycznej niepłodności jest wysoce uzasadniona, aby zrozumieć rolę terapii GSH w zarządzaniu szeregiem czynników niepłodności w populacji mężczyzn (Agarwal & Sekhon 2011).

Analiza badawcza przeprowadzona przez (Hosseini i Eslamian 2014) ujawnia potencjał terapii GSH w kontekście poprawy płodności mężczyzn w okresie 2 miesięcy. Przeciwnie, wyniki przedstawionego badania ujawniają wyniki terapii GSH w okresie 3-6 miesięcy po podaniu glutationu doustnego niepłodnym mężczyznom (Hosseini i Eslamian 2014). Badanie wskazuje również na szereg czynników dietetycznych w kontekście ich zdolności do łagodzenia niepłodności. Te właściwości dietetyczne obejmują skorupiaki, chude mleko, owoce morza, produkty drobiowe, warzywa, owoce i inne przeciwutleniacze, które wymagają regularnego spożycia przez niepłodne samce w kontekście minimalizowania stresu oksydacyjnego ich plemników (Hosseini i Eslamian 2014). Wyniki badania zalecają również ograniczone spożycie produktów żywnościowych zawierających tłuszcze nasycone, w tym przetworzone mięso, słodycze i produkty mleczne w kontekście utrzymania jakości i koncentracji spermy, a także konsekwentnie przez dłuższy czas (Hosseini i Eslamian 2014). W związku z tym naukowcy i pracownicy służby zdrowia muszą zbadać zakres współdzielenia różnych opcji żywieniowych z terapią GSH w celu poprawy wyników związanych z zapłodnieniem u leczonych mężczyzn. Interwencje integracyjne, w tym dietetyczne przeciwutleniacze, doustna terapia GSH i zarządzanie stylem życia niepłodnych samców, dają obiecujące rezultaty w kontekście poprawy parametrów spermy ludzkiej w nieodwracalny sposób przez dłuższy czas.

W prezentowanej pracy badawczej nie zbadano dokładnie wszystkich parametrów kinetycznych struktury i funkcji plemników oraz ich modyfikacji po podaniu glutationu doustnego. Ocena terapii GSH na temat ruchliwości plemników ludzkich jest bardzo potrzebna do oceny zakresu korzyści terapeutycznych dla niepłodnych mężczyzn. Skomputeryzowana ocena morfologii plemników w związku z ustaleniem celów terapeutycznych jest wysoce niezbędna dla skutecznej poprawy zakresu leczenia męskiej bezpłodności poprzez zastosowanie niestandardowej terapii GSH i innych technik integracyjnych. Ocena przez (Lenzi i in. 1993) podkreśla ocenę morfologii plemników i parametrów kinetycznych w kontekście poprawy poziomu płodności mężczyzn dotkniętych jednostronną żylakowatością i dyspermią.

Wyniki oparte na dowodach przemawiają za dostosowaniem doustnej terapii GSH do parametrów plemników mężczyzn w różnych grupach wiekowych i geograficznych. Ocena czynników środowiskowych, biologicznych, schorzeń, chorób współistniejących, czynników rodzinnych, dietetycznych, terapeutycznych, interpersonalnych, psychospołecznych i społeczno-ekonomicznych jest bardzo potrzebna w celu dostosowania szeregu podejść farmakoterapeutycznych do potrzeb mężczyzn dotkniętych niepłodnością i związanymi z nią powikłaniami klinicznymi. Dokładna ocena wpływu terapii GSH na te wieloczynnikowe cechy jest bardzo potrzebna, aby zmaksymalizować korzyści związane z zapłodnieniem dla męskiej populacji. Naukowcy muszą ocenić bariery w leczeniu GSH w jamie ustnej i niekorzystne skutki dla niepłodnych mężczyzn i odpowiednio skonfigurować podejście skoncentrowane na osobie, aby wzmocnić ich fazę zdrowienia. Ocena spójności wyników płodności w odniesieniu do doustnej terapii GSH jest bardzo potrzebna dla uzyskania długotrwałej przewagi terapeutycznej.

Wniosek

W prezentowanej pracy skutecznie oceniono skuteczność doustnej terapii GSH w zakresie parametrów nasienia, w tym motoryki plemników, morfologii i stężenia. Wyniki badań jednoznacznie wskazują na przewagę terapeutyczną interwencji doustnej GSH w zakresie poprawy wybranych parametrów nasienia u niepłodnych samców. Ograniczenia badań opierają się na ograniczonej wielkości próbki i braku dokładnej analizy biochemicznych oddziaływań GSH z pogorszonymi plemnikami wybranych samców. Naukowcy muszą odtworzyć badanie na szerszą skalę, biorąc pod uwagę wchłanianie doustne i biodostępność GSH w populacji mężczyzn. Prospektywna ocena wpływu GSH na różne parametry nasienia, w tym na stężenie MDA, układ NADPH, aktywność peroksydazy glutationowej, strukturę jąder plemników oraz stężenie GSHr/GSSG, jest niezbędna do skutecznej optymalizacji doustnej terapii GSH u niepłodnych mężczyzn. Ponadto, wpływ GSH na ROS i stres oksydacyjny wymaga dalszych badań podczas oceny powiązanych szlaków biomolekularnych. Badacze muszą również zbadać zakres współdziałania innych antyoksydantów, takich jak karnityna, selen i kompleks witaminy B z doustną terapią GSH, aby zminimalizować występowanie niepłodności męskiej w wybranej populacji.

Referencje

Adeoye, O, Olawumi, J, Opeyemi, A & Christiania, O 2018, "Review on the role of glutathione on oxidative stress and infertility", JBRA *Assist Reprod, t.* 22, nr 1, s. 61-66, < https://www.ncbi.nlm.nih.gov/pmc/articles/PMC5844662/>.

Adewoyin, M, Ibrahim, M, Roszaman, R, Isa, MLM, Alewi, NAM, Rafa, AAA & Anuar, MNN 2017, "Męska niepłodność": The Effect of Natural Antioxidants and Phytocompounds on Seminal Oxidative Stress", *Diseases*, vol. 5, no. 1, < https://www.ncbi.nlm.nih.gov/pmc/articles/PMC5456340/>.

Agarwal , A & Sekhon, LH 2011, "Oxidative stress and antioxidants for idiopathic oligoasthenoteratospermia: Czy to jest uzasadnione?", *Indian J Urol*, t. 27, nr 1, s. 74-85, < https://www.ncbi.nlm.nih.gov/pmc/articles/PMC3114591/>.

Agarwal, A, Virk, G, Ong, C & Plessis, SSD 2014, "Effect of Oxidative Stress on Male Reproduction", *World J Mens Health,* vol. 32, nr 1, s. 1-17, < https://www.ncbi.nlm.nih.gov/pmc/articles/PMC4026229/>.

Ahmadi, S, Bashiri, R, Ghadiri-Anari, A & Nadjarzadeh, A 2016, "Antioxidant supplements and semen parameters: An evidence based review", *Int J Reprod Biomed (Yazd)*, t. 14, nr 12, s. 729-736, < https://www.ncbi.nlm.nih.gov/pmc/articles/PMC5203687/>.

Atig, F, Raffa, M, Habib, BA, Kerkeni, A, Saad, A & Ajina, M 2012, "Impact of seminal trace element and glutathione levels on semen quality of Tunisian infertile men", BMC *Urology,* < https://www.ncbi.nlm.nih.gov/pmc/articles/PMC3349502/>.

Brigelius-Flohé, R & Maiorinob, M 2013, "Glutathione peroxidases", Biochimica *et Biophysica Acta (BBA) - General Subjects,* vol. 1830, no. 5, str. 3289-3303, < https://www.sciencedirect.com/science/article/pii/S0304416512003406>.

Chaudhari, AR, Das, P & Ramaji, S 2008, "Study of oxidative stress and reduced glutathione levels in seminal plasma of human subjects with different fertility potential.", Biomedical *Research, t.* 19, no. 3, < http://www.alliedacademies.org/articles/study-of-oxidative-stress-and-reduced-glutathione-levels-in-seminal-plasma-of-human-subjects-with-different-fertility-potential.html>.

d-Plessis, SS, Agarwal, A & Sabanegh-Jr, ES 2014, *Niepłodność* mężczyzn*: A Complete Guide to Lifestyle and Environmental Factors*, Springer , Londyn.

Falana, B, Adekele, O, Orenolu, M, Osinubi, A & Oyewopo, A 2017, "Effect of D-ribose-L-cysteine on aluminium induced testicular damage in male Sprague-Dawley rats", JBRA *Assist Reprod.* , tom 21, nr 2, s. 94-100, < https://www.ncbi.nlm.nih.gov/pmc/articles/PMC5473701/>.

Foresta, C, Flohe, L, Garolla, A, Roveri, A, Ursini, F & Maiorino, M 2002, "Male Fertility Is Linked to the Selenoprotein Phospholipid Hydroperoxide Glutathione Peroxidase", Biology *of Reproduction, vol.* 3, no. 1, pp. 967-971, < https://academic.oup.com/biolreprod/article/67/3/967/2683761>.

Gadallah, K 2018, "Rola antyoksydantów w leczeniu niepłodności mężczyzn", *CRIMSON Publishers*, < https://crimsonpublishers.com/smoaj/pdf/SMOAJ.000509.pdf>.

Gadea, J, Molla, M, Selles, E, Marco, MA, Garcia-Vazquez , FA & Gardon, JC 2011, "Reduced glutathione content in human sperm is decreased after cryopreservation: Efekt dodania zredukowanego glutationu do przedłużaczy mrożących i rozmrażających", *Kriobiologia.* , tom 62, nr 1, s. 40-46, < https://www.ncbi.nlm.nih.gov/pubmed/21156167>.

Garrido, N, Meseguer , M, Alvarez, J, Simon, C, Pellicer, A & Rehomi, J 2004, "Relationship among standard semen parameters, glutathione peroxidase/glutathione reduktase activity, and mRNA expression and reduced glutathione content in ejaculated spermatozoa from fertile and infertile men.", Fertil *Steril.* , tom 82, nie. 3, s. 1059-1066, < https://www.ncbi.nlm.nih.gov/pubmed/15474074>.

Hosseini, B & Eslamian, G 2014, "STOWARZYSZENIE SIĘ FAKTORÓW DIETETARII Z NIEZALEŻNOŚCIĄ OD MĘŻCZYZN I KOBIET: PRZEGLĄD BIEŻĄCEGO WYDARZENIA", THRITA, < http://thritajournal.com/en/articles/18212.html>.

Hsieh, YY, Chang, CC & Lin, CS 2006, "Seminal malondialdehydehyde concentration but not glutathione peroxidase activity is negatively correlated with seminal concentration and motility", Int *J Biol Sci,* vol. 2, no. 1, pp. 23-29, < https://www.ncbi.nlm.nih.gov/pmc/articles/PMC1457038/>.

Lenzi , A, Lombardo , F, Gandini, L, Culasso, F & Dondero, F 1992, "Terapia glutationem dla niepłodności męskiej.", Arch *Androl.* , tom 29, nr 1, s. 65-68, < https://www.ncbi.nlm.nih.gov/pubmed/1503526>.

Lenzi, A, Culasso, F, Gandini, L, Lombardo, F & Dondero, F 1993, "Placebo-controlled, double-blind, cross-over trial of glutathione therapy in male infertility.", Hum *Reprod.* , tom 8, nr 10, s. 1657-1662, < https://www.ncbi.nlm.nih.gov/pubmed/8300824>.

Lipovac, M, Bodner, F, Imhof , M & Chedraui, P 2016, "Comparison of the effect of a combination of eight micronutrients versus a standard mono preparation on sperm parameters", Reproductive Biology *and Endocrinology,* < https://rbej.biomedcentral.com/articles/10.1186/s12958-016-0219-0>.

Lombardo, F, Sansone, A, Romanelli, F, Paoli, D, Gandini, L & Lenzi, A 2011, "The role of antioxidant therapy in the treatment of male infertility: an overview", *Asian J Androl, vol.* 13, no. 5, s. 690-697, < https://www.ncbi.nlm.nih.gov/pmc/articles/PMC3739574/>.

Macanovic, B, Vucetic, M, Jankovic, A, Stancic, A, Buzadzic, B, Garalejic, E, Korac, A, Korac, B & Otasevic , V 2015, "Correlation between Sperm Parameters and Protein Expression of Antioxidative Defense Enzymes in Seminal Plasma: A Pilot Study", *Disease Markers*, < https://www.ncbi.nlm.nih.gov/pmc/articles/PMC4323057/>.

Majzoub, A & Agarwal, A 2017, "Antioxidant therapy in idiopathic oligoasthenoteratozoospermia", *Indian J Urol, vol.* 33, no. 3, s. 207-214, < https://www.ncbi.nlm.nih.gov/pmc/articles/PMC5508431/>.

Majzoub, A & Agarwal, A 2018, "Systematic review of antioxidant types and doses in male infertility: Korzyści w zakresie parametrów nasienia, zaawansowanej funkcji plemników, wspomaganego rozrodu i wskaźnika żywego urodzenia", *Arab Journal of Urology*, s. 113-124, < https://www.sciencedirect.com/science/article/pii/S2090598X1730147X>.

Meseguer , M, Garrido, N, Simon, C, Pellicer A & Remohi, J 2004, "Concentration of glutathione and expression of glutathione peroxidases 1 and 4 in fresh sperm provide a forecast of the outcome of cryopreservation of human spermatozoa", J *Androl.* , tom 25, nie. 5, s. 773-780, < https://www.ncbi.nlm.nih.gov/pubmed/15292110>.

Meseguer, M, Martínez-Conejero , JA, Muriel , L, Pellicer , A, Remohí , J & Garrido , N 2007, "The human sperm glutathione system: a key role in male fertility and successful cryopreservation", Drug *Metab Lett, t.* 1, nr 2, s. 121-126, < https://www.ncbi.nlm.nih.gov/pubmed/19356030>.

Meybodi, AH, Mozdarani, H, Moradi, SZ & Akhoond, MR 2012, "Importance of sperm gluthatione treatment in ART", J *Assist Reprod Genet, vol.* 29, nr 7, str. 625-630, < https://www.ncbi.nlm.nih.gov/pmc/articles/PMC3401252/>.

Meybodi, AM, Mozdrani, H, Moradi, SZ & Akhoond, MR 2012, "Importance of sperm gluthatione treatment in ART", J *Assist Reprod Genet, vol.* 29, nr 7, str. 625-630, <https://www.ncbi.nlm.nih.gov/pmc/articles/PMC3401252/>.

Moslemi, MK & Tavanbakhsh, S 2011, 'Selenium-vitamin E supplementation in infertile men: effects on semen parameters and pregnancy rate', Int *J Gen Med, s.* 99-104, <https://www.ncbi.nlm.nih.gov/pmc/articles/PMC3048346/>.

Ochsendorf , FR, Buhl, R, Bästlein , A & Beschmann , H 1998, "Glutation in spermatozoa and seminal plasma of infertile men", Hum *Reprod.* , tom 13, nr 2, s. 353-359, <https://www.ncbi.nlm.nih.gov/pubmed/9557837>.

Patel, K 2018, *Podsumowanie Glutathione*, oglądane 07 kwietnia 2019, <https://examine.com/supplements/glutathione/>.

Pizzorno, J 2014, "Glutathione!", *Integr Med (Encinitas), tom* 13, nr 1, s. 8-12, <https://www.ncbi.nlm.nih.gov/pmc/articles/PMC4684116/>.

Pizzorno, J 2014, "Glutathione!", *Integr Med (Encinitas).* , tom 13, nr 1, s. 8-12, <https://www.ncbi.nlm.nih.gov/pmc/articles/PMC4684116/>.

Sonthalia, S, Daulatabad, D & Sarkar, R 2016, "Glutation jako środek do wybielania skóry: Fakty, mity, dowody i kontrowersje", *IJDVL*, tom 82, nie. 3, s. 262-272, <http://www.ijdvl.com/article.asp?issn=0378-6323;rok=2016;tom=82;wydanie=3;spage=262;epage=272;aulast=Sonthalia>.

Sotoudeh, M & Azizollah, A 2016, "Antioxidants in the Treatment of Male Infertility", Scholars *Research Library, tom* 8, nr 8, str. 167-172, <https://www.scholarsresearchlibrary.com/articles/antioxidants-in-the-treatment-of-male-infertility.pdf>.

Tirumala Vani , G, Mukesh, N, Siva, PB, Rama, DP, Hema, PM, Usha, RP & Pardhanandana , RP 2010, "Rola polimorfizmu glutationu S-transferaza Mu-1 (GSTM1) u oligospermicznych niepłodnych mężczyzn", Andrologia, *tom* 42, nr. 4, s. 213-217, < https://www.ncbi.nlm.nih.gov/pubmed/20629642>.

Tuncer, PB, Bucak , MN, Büyükleblebici , S, Sarıözkan , S, Yeni, D, Eken, A, Akalın , PP, Kinet , H, Avdatek , F, Fidan, AF & Gündoğan , M 2010, "The effect of cysteine and glutathione on sperm and oxidative stress parameters of post-hawed bull semen", Kriobiology, vol. 61, no. 3, str. 303-307, < https://www.ncbi.nlm.nih.gov/pubmed/20951122>.

Wagner, H, Cheng, JW & Ko, EY 2018, "Rola reaktywnych form tlenu w niepłodności mężczyzn: An updated review of literature", *Arab J Urol*, t. 16, nr 1, s. 35-43, < https://www.ncbi.nlm.nih.gov/pmc/articles/PMC5922220/#b0225>.

Walczak-Jedrzejowska, R, Wolski, JK & Slowikowska-Hilczer, J 2013, "The role of oxidative stress and antioxidants in male fertility", Cent *European J Urol, t.* 66, nr 1, s. 60-67, < https://www.ncbi.nlm.nih.gov/pmc/articles/PMC3921845/>.

Yao, DF & Mills, JN 2016, "Niepłodność mężczyzn: czynniki stylu życia i holistyczne, uzupełniające i alternatywne terapie", *Asian J Androl, tom* 18, nie. 3, str. 410-418, < https://www.ncbi.nlm.nih.gov/pmc/articles/PMC4854092/>.

Yeste, M, Flores, E, Estrada , E, Bonet , S, Rigau , T & Rodríguez-Gil , JE 2013, "Reduced glutathione and procaine hydrochloride protect the nucleoprotein structure of boar spermatozoa during freeze-thawing by stabilising disulfide bonds.", Reprod *Fertil Dev,* vol 25, no. 7, pp. 1036-50, < https://www.ncbi.nlm.nih.gov/pubmed/23089308>.

Yu, B & Huang, Z 2015, "Variations in Antioxidant Genes and Male Infertility", Biomed *Res Int,* < https://www.ncbi.nlm.nih.gov/pmc/articles/PMC4651646/>.

Zhang, XG, Liu, Q, Wang, LQ, Yang, GS & Hu, JH 2016, "Effects of glutathione on sperm quality during liquid storage in boar.", Anim *Sci J.* , vol 87, no. 10, pp. 1195-1201, <
https://www.ncbi.nlm.nih.gov/pubmed/26804811>.

Zini, A & Al-Hathal, N 2011, "Antioxidant therapy in male infertility: fact or fiction?", *Asian J Androl, vol.* 13, no. 3, s. 374-381, <
https://www.ncbi.nlm.nih.gov/pmc/articles/PMC3739339/>.

Spis treści

Kolibri 360 GmbH
Ferdinand-Jühlke-Straße 7
99095 Erfurt, Deutschland
produktsicherheit@kolibri360.de

Druck:
CPI Druckdienstleistungen GmbH
im Auftrag der
Kolibri 360 GmbH
Ferdinand-Jühlke-Str. 7
99095 Erfurt